DU LAIT

CONSIDÉRÉ

COMME CAUSE DES MALADIES

DES FEMMES EN COUCHE.

(10.)

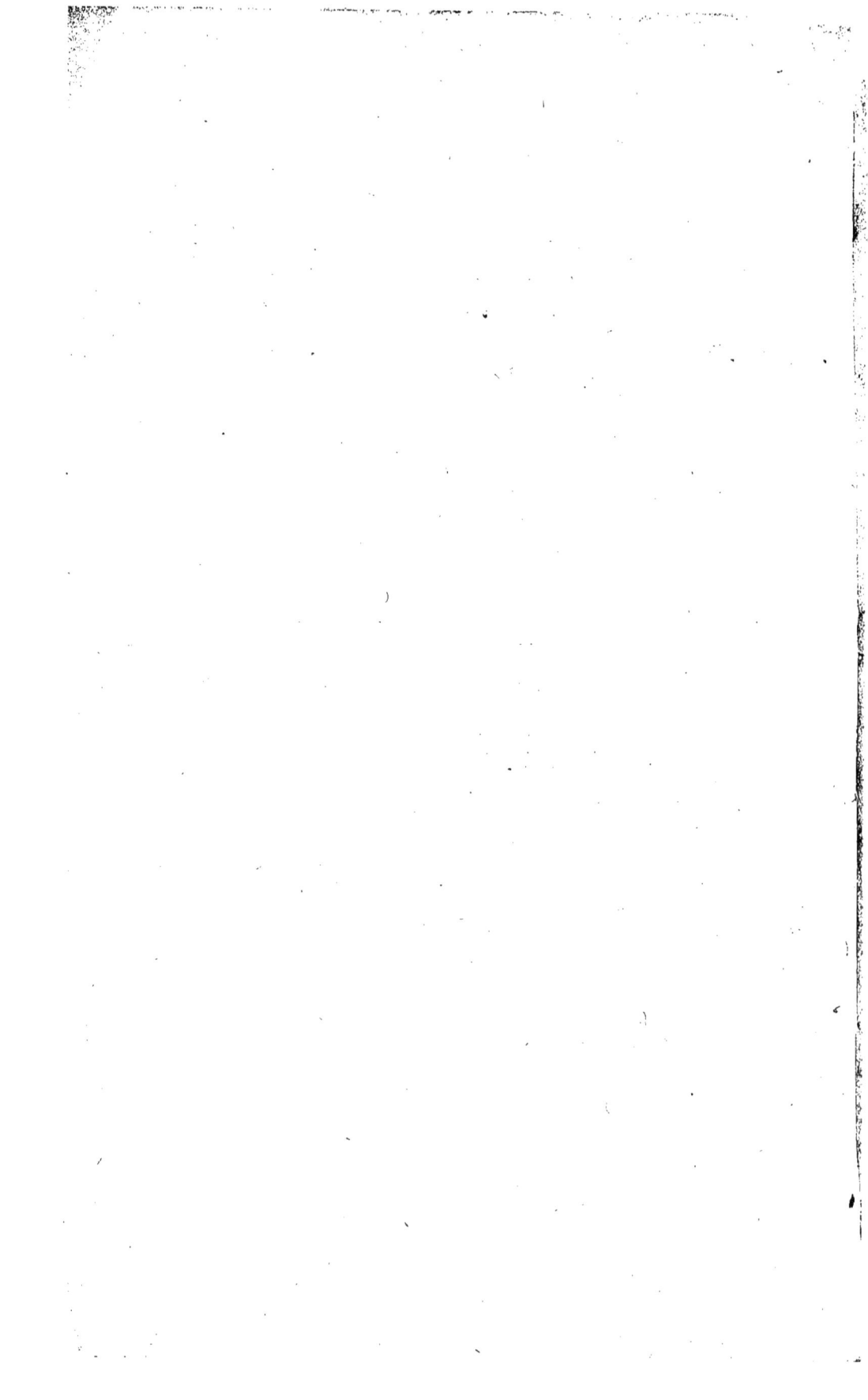

DU LAIT

CONSIDÉRÉ

COMME CAUSE DES MALADIES

DES FEMMES EN COUCHE;

Par G. Alph. Claudius MONTAIN, Docteur-Médecin de l'Ecole de Paris ; désigné Chirurgien en chef de l'Hospice général de la Charité de Lyon, Membre da la Société d'Instruction médicale de Paris.

Nunquam aliquid magni facias, ex merâ hypothesi aut opinione. MAX. STOLL.

A PARIS,

Chez BRUNOT-LABBE, Libraire, quai des Augustins, nº. 33.

1808.

De l'Imprimerie de FEUGUERAY, rue Pierre-
Sarrazin, n°. 11.

A J. F. FRÉDÉRICK

MONTAIN AINÉ,

Docteur - Médecin de l'École de Montpellier, Membre de la Société médicale de la même ville, de la Société médicale d'Emulation séante a l'École de Médecine de Paris, de la Société de Médecine, Chirurgie et Pharmacie de Toulouse, etc.

AU MEILLEUR DE MES AMIS,

A MON FRÈRE,

Qui m'éclaira de ses lumières et me guida par ses conseils.

G. A. C. MONTAIN.

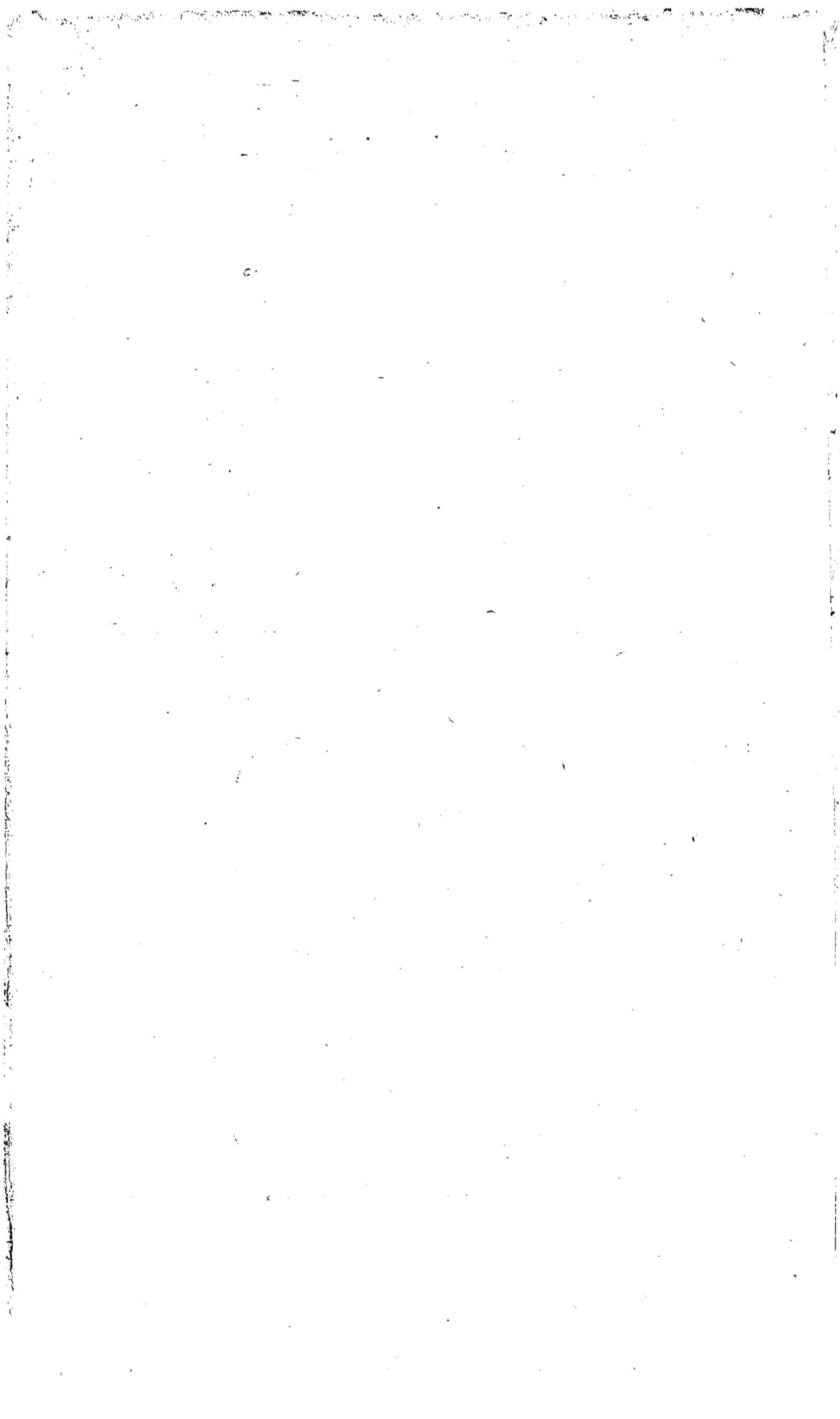

AVERTISSEMENT.

Celui qui consacre sa vie au soulagement de l'humanité souffrante ne doit négliger l'étude d'aucune maladie ; toutes peuvent succéder à la lésion des propriétés vitales qui président aux fonctions des organes. Mais il en est que chaque Médecin affectionne plus particulièrement, si je puis ainsi m'exprimer, soit que son goût ou les circonstances l'aient mis dans le cas de les observer plus souvent : c'est ainsi que le sort semble m'avoir favorisé lorsqu'il me signala le sujet dont je vais m'occuper, en me donnant à traiter, dans le concours qui eut lieu le 24 avril 1806, pour la place de Chirurgien en chef de la Charité de Lyon, en me donnant à traiter, dis-je, la question suivante : *Des Dépôts laiteux en général, et principalement de ceux qui ont leur siége dans les ovaires.*

et les ligamens larges de la matrice.
Je réfutai publiquement les hypothèses
qui faisaient croire à l'existence des
derniers. Dans ma thèse, présentée à
l'École de Médecine de Paris pour obtenir le doctorat, j'ai traité des dépôts
laiteux, et combattu les différentes
opinions erronées sur la métastase
laiteuse. Ces deux circonstances sont
donc pour moi deux événemens qui
semblent impérieusement me désigner
le sujet de ce Mémoire, surtout de-
vant pratiquer l'art de guérir dans un
hospice où il y a toujours un grand
nombre de femmes en couche. En effet,
le lait étant regardé par plusieurs praticiens comme la cause de toutes les
maladies qui attaquent les femmes nouvellement accouchées, je devais dis-
cuter et résoudre cette question de la
manière la plus claire et la plus suc-
cincte, en m'aidant de l'autorité de
différens médecins aussi recomman-

dables par leur savoir médical , que par leur bonne foi dans leurs expériences chimiques , soit sur le lait , soit sur le pus. Puisse cet opuscule éclairer et persuader ceux qui pensent et qui doivent douter que le lait soit cause de ces affections ; heureux si je puis prévenir les maux innombrables qu'entraîne avec soi l'usage inconsidéré des médicamens prétendus *anti-laiteux* , et par ce moyen adoucir les souffrances de cette moitié de l'espèce humaine née pour le bonheur de l'autre !

Sans doute je serai obligé de contredire plusieurs auteurs , et de combattre les opinions de différens praticiens estimables ; mais quels que soient le rang , la réputation et le mérite de ceux qui créent des hypothèses , et de ceux qui les soutiennent, quels que soient encore leurs nombreux titres à notre reconnaissance , l'erreur , de nos jours, peut-elle trouver un refuge sous le voile de la renommée, et le flambeau de l'observation ne doit-il pas en éclairer jusqu'aux moindres replis ?

DU LAIT

CONSIDÉRÉ

COMME CAUSE DES MALADIES

DES FEMMES EN COUCHE.

CONSIDÉRATIONS GÉNÉRALES.

Parmi les maladies nombreuses qui affligent les femmes, celles qui succèdent à l'accouchement doivent d'autant plus mériter notre attention, qu'elles surviennent à une époque où tout semble se réunir pour captiver notre intérêt.

A peine échappée aux travaux douloureux de l'accouchement, la femme se trouve en proie à une foule d'accidens qui peuvent altérer pour long-temps sa santé, menacer ou détruire son existence. Elle vient d'acquérir le bonheur d'être mère; mais quelles souffrances elle a éprouvées jusqu'au moment de la délivrance! son cœur s'ouvre à l'espoir; mais l'avenir lui offre mille obstacles à surmonter, mille dangers à courir. Les causes qui peuvent l'atteindre agiront avec d'autant plus de facilité, que les douleurs qu'elle vient d'éprouver, que les fatigues pénibles qui viennent de l'agiter, que le changement qui tout-à-coup s'est opéré dans ses fonctions, la rendent plus susceptible d'être affectée par les impressions même les plus légères. Tout ce qui l'entoure, les sons, la lumière, les odeurs, tout ce qui peut frapper ses sens peut occasionner plus ou moins fortement le sentiment de la douleur.

Ce n'est pas seulement dans les influences naturelles que la nouvelle accouchée trouvera des causes de maladies; la nature prévoyante réagit le plus souvent avec succès contre les effets émanant de son sein même, et qui sont une conséquence de ses lois; c'est bien plus dans les soins inconsidérés dont on tourmente les femmes en couche qu'on trouvera la source de tant de maux qui troublent le bonheur de son existence ou en terminent le cours. Là, le préjugé, sous le voile de l'ignorance, sème la crainte et la terreur, ou présente d'une main aveugle un *remède* que vante le vulgaire, que repousse la raison, et qui étouffe les efforts bienfaisans de la nature. Ici l'esprit de système, créant dans le sein de l'erreur des causes imaginaires, emploie aveuglément pour les détruire toutes les ressources de la matière médicale ; heureux si alors il ne combattait que les fantômes de son illusion ! Mais la nature retenue dans sa marche,

comprimée dans sa volonté, égarée dans ses efforts, lassée ou pervertie, succombe, ou produit
ces longues maladies écueil de l'art et désespoir
des malades.

Dans des soins qui doivent nous intéresser
sous tant de rapports, puisqu'ils ont pour but la
compagne chérie de notre existence, et qu'ils la
protègent dans l'époque la plus épineuse de sa
vie, ne devons-nous pas nous éclairer de toutes
nos lumières, ne rien donner au hasard, et ne
jamais nous laisser guider par les préjugés ou les
prestiges brillans et trompeurs de l'esprit de
système? Ces erreurs seront d'autant plus graves
pour la nouvelle accouchée, que les fatigues
de l'accouchement et le développement d'une
grande fonction, *la sécrétion du lait*, la dis-
posent davantage à en ressentir les funestes conséquences. Mais la lactation et ses phénomènes,
de même que l'accouchement et ses fatigues,
sont dans la nature; tout est disposé pour l'ac-
complissement de ses lois; elle fait naître divers
troubles nécessaires à ses grands desseins, en
même temps qu'elle dispense les moyens de les
appaiser et de ramener la santé.

Le plus souvent elle accomplirait son ouvrage
avec facilité, si le préjugé, l'intempérance, la
crédulité, la présomption ou l'ignorance ne

troublaient sa marche bienfaisante : aussi le médecin, en savant interprète de la nature, doit-il
la suivre dans son cours, l'aider dans ses efforts,
corriger ses écarts, et quelquefois comprimer
sa marche trop impétueuse. C'est alors que la
connaissance exacte et l'observation rigoureuse
des maux innombrables qui peuvent affliger la
femme, qu'une étude approfondie de ses organes et de leurs fonctions, présenteront au médecin une source féconde de lumière propre
à lui faire éviter l'erreur, et à diriger sa marche
dans la recherche du diagnostic, toujours obs-
cure pour ceux qui sont légérement instruits ;
c'est alors que, pour achever de remplir sa tâ-
che aussi noble qu'importante, l'hygiène et la
matière médicale lui offriront des richesses dont
son goût et son jugement sauront avec fruit dis-
penser les bienfaits.

Guidé par ces principes, entraîné par le noble
enthousiasme qu'inspire l'amour de l'humanité
et l'art divin qui lui est si utile, j'ose avec quel-
qu'assurance jeter un regard observateur sur
les causes des maladies des femmes, et combattre des hypothèses qui ne servirent que trop
long-temps à diriger leur traitement. On a regardé le lait, et beaucoup le croient encore,
comme la cause de la plupart des maladies des

femmes, et le liquide le plus doux en lui-même
a été transformé en ennemi de la santé, en des-
tructeur de la vie.

Pour présenter avec ordre les objets de ce
Mémoire, j'examine anatomiquement les seins,
je décris leur importante fonction, je considère
les résultats de ces mêmes fonctions, c'est-à-
dire le lait; je jette ensuite un coup-d'œil rapide sur les différentes maladies des femmes,
leurs causes et leur traitement en général. Enfin
des corollaires, qui servent de conclusion à tout
ce que j'ai avancé, terminent cet opuscule.

Des Seins ou Mamelles.

LES seins, destinés par la nature à préparer
et contenir le premier aliment de la vie, nous
offrent chez la femme ces formes et ces con-
tours gracieux qui, dans le printemps de son
âge, embellissent la plupart de ses organes, et
concourent à présenter les caractères physi-
ques de son sexe.

Les seins sont au nombre de deux, placés à
la partie antérieure, supérieure et latérale de
la poitrine. On a observé diverses anomalies
dans ce nombre et cette situation ; on a vu des
femmes présenter trois, quatre, cinq et même
six mamelles. *Blasius , Thomas Bartholin ,*

Vicq-d'Azir, *Percy* (1) et plusieurs autres auteurs en rapportent des exemples; mais ce sont de ces erreurs de la nature qui, heureusement pour les femmes, troublent rarement la belle harmonie de leurs formes. Leur volume, leur fermeté varient beaucoup, non-seulement suivant les différentes époques de la vie, mais encore selon les individus, les tempéramens, etc. On sait que nous regardons en général la fermeté comme la compagne naturelle des grâces et de la beauté des seins : idée du beau puisée dans la nature, qui ici se lie le plus souvent avec les usages, les fonctions de ces organes, et quelquefois même la santé de la femme (2).

---

(1) Mémoire sur les Femmes multimammes, par M. *Percy*.

Si tres unquam mammæ adfuerunt aut quatuor id extra legem fuit. HALLER, Phys., tom. VII.

(2) On rapporte que dans diverses contrées, les caprices du goût font considérer la beauté des seins sous des formes bien bizarres. *Cada Mosto* dit que les femmes de Zara font consister la beauté dans la longueur des mamelles, qu'elles dépriment de bonne heure pour les faire descendre le plus bas possible. On sait que les femmes du *Groenland* et les *Samoïedes* les ont si longues, qu'elles donnent à teter par-dessus l'épaule. *Lemaire* as-

Chaque sein présente la forme d'un demi-globe surmonté du mamelon, sorte de tubercule plus ou moins vermeil, dont le contour est borné par l'aréole, cercle ordinairement rose chez les blondes, plus foncé chez les brunes, noir chez les négresses. Le mamelon, qui confine les extrémités des conduits excréteurs, est destiné à transmettre au-dehors le produit de la sécrétion des mamelles.

L'existence des mamelles forme le caractère principal d'une classe d'animaux désignés sous le nom de mammifères ou mammaux. Le mot de mammifère comprend tous les quadrupèdes vivipares et cétacées. Si l'on trouve des mamelles dans un animal, on doit en conclure qu'il produit des petits vivans, et qu'il a par conséquent un sang chaud, un cœur à deux ventricules, une colonne vertébrale et deux ordres de systèmes nerveux. Les mamelles forment ordinairement deux rangées sur la poitrine ou l'abdomen ; leur nombre paraît en rapport avec celui des petits que peuvent mettre bas les femelles ; cependant M. *Cuvier*, pour l'apprécier d'une manière plus exacte, l'a calculé d'après le nombre de mamelons, qui ne se confondent

sure que chez les femmes de la terre des Papous, elles descendent jusqu'au nombril.

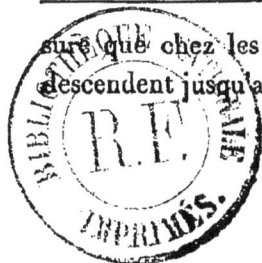

pas comme le font souvent les masses glandu-
leuses (1).

Structure. 1°. La peau qui revêt la surface
des mamelles est ordinairement plus douce
que celle des autres parties du corps ; vers
le sommet du mamelon, elle se continue
avec la membrane muqueuse des excréteurs.

---

(1) Tous les mâles de la classe des mammifères présentent aussi des mamelles, différentes de celles des femelles par leur volume et surtout leur fonction. Le
cheval mâle paraît être une exception à cette règle générale. Cependant *Daubenton* dit qu'il en présente sur
le prépuce, de très-petites il est vrai.

Le bec-oiseau, *ornithorhineus,* quadrupède aquatique
de la nouvelle Hollande, manque, dit-on, de mamelles:
peut-être n'est-il pas vivipare.

Les *singes,* les *makis,* les *roussettes,* les *chauves-
souris,* les *éléphans* ont deux mamelles placées sur la
poitrine. Les carnivores, les rongeurs, qui mettent bas
de nombreuses lignées, ont des rangées de six ou même
huit mamelles abdominales. Les *ruminans* ont des mamelles inguinales pourvues de deux ou de quatre mamelons. Il en est de même des *solipèdes ;* mais il n'ont que
deux mamelons. Dans les *cétacées,* les deux mamelles
sont placées vers l'origine de la queue.

Les reptiles, qui sont ovipares, de même que les pois-
sons, n'ont aucune mamelle. Les serpens et autres espèces,
que l'on regarde comme vivipares parce que leurs œufs
éclosent souvent dans l'*oviductus* avant d'en sortir, n'en
sont pas moins ovipares et n'ont point de mamelles.

La femme présente quelquefois des portions isolées du système pileux auprès de l'aréole.

2°. Le tissu glanduleux est composé par l'agglomération de plusieurs lobules, qui eux-mêmes constituent des lobes plus volumineux, dont l'assemblage forme la glande *mammaire*. Cette glande présente une masse légérement aplatie, un peu plus épaisse au centre qu'à la circonférence, offrant une couleur blanche, une consistance ferme et pulpeuse. Sa structure intime est la même que celle de la plupart des autres organes glanduleux.

3°. Des différentes parties de chaque glande mammaire, naissent des conduits destinés à transmettre au-dehors le produit de la sécrétion. Ces conduits sont appelés *lactifères*, ou *galactophores*. A leur origine, ils sont innombrables, ensuite ils se rapprochent, se réunissent et paraissent, suivant M. *Sabatier*, se terminer au nombre de quinze à l'extrémité du mamelon (1). Dans leur état de vacuité, ces conduits sont repliés sur eux-mêmes; ils se distendent dans l'état de plénitude et se dirigent vers le mamelon, à l'extrémité duquel ils se ter-

_____

(1) *Nuck*, *Winslow*, *Boehmer*, *Verdier*, *Bartholin*, *Lieutaud*, *Ruysch*, etc., en ont trouvé ou admis un plus ou moins grand nombre.

minent par de petites ouvertures qui donnent
passage au lait contenu dans leur capacité. Le
célèbre *Haller* pensait que les lactifères éma-
naient aussi du tissu cellulaire graisseux ; mais
les injections de mercure, par le moyen des-
quelles il a cru s'assurer de cette origine, au-
ront assurément déchiré les conduits et se seront frayé une fausse route dans ce tissu
étranger à la sécrétion du lait (1). Les conduits
lactifères sont formés par une membrane muqueuse qui, d'une part, se continue avec la
peau, de l'autre se confond avec le tissu glanduleux ; et d'un tissu cellulaire très-fin qui, en
rapprochant ses lames et ses filets, semble leur
former une membrane propre.

Les conduits lactifères ont le double usage
de transmettre le lait au-dehors et de lui servir
de réservoir. Les replis, le diamètre assez considérable de ces conduits et leur resserrement
vers leur terminaison, leur donnent la faculté de
retenir une très-grande quantité de lait.

4°. Le tissu cellulaire qui entre dans la composition des mamelles est très-abondant ; il est
placé entre les lobules glanduleux pour les réunir et en former une seule masse, qu'il entoure
et joint aux parties environnantes. Il concourt

(1) HALLER, Phys., t. III, lib. 28.

beaucoup, par la graisse qu'il contient, à donner aux seins la fermeté et les formes qui les
distinguent dans leur premier âge.

5°. Les vaisseaux lymphatiques naissent des
lobules glanduleux, des conduits lactifères et
du tissu cellulaire ambiant; de là se dirigent
vers les glandes axillaires, pour aller avec ceux
des parties voisines se rendre dans les veines
sous-clavières. Différentes artères, les mammaire interne, torachique, intercostale, ainsi
que l'axillaire, envoient aux mamelles des ra-
meaux destinés à leur apporter les matériaux
de leurs grandes fonctions. Des veines peu ap-
parentes accompagnent les artères. Le plexus
brachial, les premières paires dorsales leur
fournissent des filets nerveux.

6°. On trouve aux environs du mamelon
divers follicules muqueux qui sécrètent un
doux *halitus*, liquide propre à lubrifier cette
partie, et à lui donner la douceur et la souplesse
nécessaires à ses fonctions.

Les seins, placés sur des parties mobiles, sont
susceptibles de mouvemens d'abaissement et
d'élévation, mouvemens communiqués qui deviennent très-apparens dans la plupart des effets
occasionnés par les émotions de l'âme, comme
l'angoisse, le sanglot, le rire, la joie bruyante, etc.

Ces organes jouissent d'une sensibilité re-

marquable, sensibilité très-caractérisée dans les
plaisirs de l'amour et celui de l'allaitement.
C'est principalement dans le mamelon que do-
mine cette propriété ; il devient rouge, sensible ; il s'érige par le toucher, et participe
beaucoup à la volupté de l'union sexuelle.
Ruysch (Thes. Anat. t. iv.) dit avoir vu les
papilles nerveuses qui rendent le toucher du
mamelon si exquis et si délicat ; elles sont très-
visibles dans la baleine, qui est un animal mammifère. Cet état de spasme ou d'*odaxisme* paraît nécessaire pour la sécrétion du lait. On
observe que les femmes en sécrètent plus pour
leur fils, ou un nourrisson qui leur est cher,
que pour un autre qui ne fait pas la même impression sur leur système nerveux.

Il existe une sympathie très-marquée entre
les seins et les organes de la génération. C'est
par cette sympathie que ces organes participent
mutuellement à leurs affections, et que les maladies de l'un troublent si souvent les fonctions
de l'autre (1).

Les seins et leurs fonctions n'ont une exis-

---

(1) *Si mulier quæ nec prægans est, nec peperit lac
habeat, ei menstrua defecerunt.* Hipp., aph., s. v.

*Mulieri in utero gerenti si mammæ ex improviso
graciles fiant, abortit.* Hipp., aph., s. v.

tence complète que passagèrement ; ils ne
prennent leurs formes , leur volume et la faculté de sécréter qu'au temps de la puberté , se
flétrissent et deviennent inhabiles à leurs fonctions à l'époque critique. Leur règne coïncide
avec celui des organes de la *reproduction :* com-
mençant ensemble long - temps après la naissance, ensemble aussi ils déclinent et s'éteignent
long-temps avant la mort. Cependant ce développement et ce terme sont susceptibles de plusieurs variétés, suivant les peuples , les habi-
tudes , les climats, etc. Le professeur *Chaus-*
sier rapporte dans ses leçons qu'une jeune de-
moiselle , dans l'absence de sa mère, donnait le
sein à sa petite sœur pour l'empêcher de pleu-
rer ; au bout de quelque temps , ses seins four-
nirent du lait. Plusieurs auteurs , et entr'autres
Stahl et *Alberti* (1), ont vu des filles très-chastes
donner du lait, parce qu'elles avaient plusieurs
fois présenté leur sein à sucer à des enfans. On
assure même que des femmes très-âgées , dont
les mamelles étaient flétries , ont reproduit du
lait par la succion. Dans les *Transactions philo-*
sophiques , on en trouve un exemple pour une
femme de soixante-huit ans. Plusieurs auteurs
disent en avoir vu d'autres.

---

(1) Stal , *requisit. bon. nutric.* Alberti , *constit. carol.*

Sécrétion du lait.

Les glandes mammaires sont destinées à sécréter le lait, c'est-à-dire, à séparer du sang les
matériaux nécessaires pour former ce liquide.

Dans le torrent de la circulation roulent in-
distinctement les divers matériaux des sécré-
tions et de la nutrition ; c'est le réservoir com-
mun de tout ce qui doit nourrir , être sécrété ,
exhalé et souvent même excrété ; c'est le grand
aboutissant de toutes les absorptions qui puisent
dans les différentes parties du corps , à sa su-
perficie comme dans la profondeur de ses ca-
vités, et les molécules surabondantes de l'organi-
sation , et celles qui sont destinées à l'entretien
de la vie. Toutes ces molécules, portées d'abord
dans le système lymphatique , ensuite dans le
système veineux, viennent, en dernier résultat,
former partie du système artériel , après avoir
subi dans les poumons la modification qui achève
de les rendre propres à remplir le but de leur
destination.

Mais tout est confondu dans le système artériel, tout y est sang ; les produits des absorptions y sont changés en ce fluide vivifiant, et on
n'y observe pas même de rudimens apparens
des nombreux liquides qui doivent en naître

par sécrétion ou par exhalation. Cependant la nature (1), cette mère intelligente, a placé dans différentes parties du corps des organes qui, par leur structure et leurs propriétés, ont, si je puis ainsi m'exprimer, la faculté de s'approprier dans le torrent de la circulation les matériaux des liquides, dont ils deviennent des sources plus ou moins fécondes. Ces liquides ne ressemblent point à celui dont ils émanent; la vie, les propriétés, l'action des organes sécréteurs leur ont imprimé des caractères nouveaux.

---

(1) Il ne sera peut-être pas inutile de définir le mot de nature, dont on se sert si souvent, et que l'on a quelquefois taxé de ne rien signifier, ou de ne présenter que les bornes de notre intelligence qui, ne pouvant pénétrer les grands secrets de la vie et de ses désordres, s'en servait comme d'un voile à sa faiblesse. Par ce mot de nature on entend : 1°. tout ce qu'un être tient de sa naissance, comme sa *conformation*, ses *vertus*, ses *défauts*, etc.; 2°. l'ensemble de tous les êtres qui existent: dans cette acception il est synonyme d'*univers*; 3°. les lois qui président à l'existence et au rapport des êtres: alors nous le personnifions, et il devient le synonyme de *la puissance créatrice*. D'autres fois enfin, quand nous avons en vu cette action qui fait que tout ce qui est doué d'existence tend à se conserver et à réagir contre les causes de destruction, nous personnifions encore le mot de nature, qui signifie alors l'*action conservatrice de la vie*.

qui rendent chacun d'eux *sui generis*, caractères spécifiques inséparables des qualités nécessaires aux usages importans auxquels ils sont
naturellement destinés.

Ce sont là les lois générales de toutes les sé-
crétions, lois dont la connaissance est sanction-
née par l'observation , l'expérience et le bon
sens ; aucune sécrétion n'en est exemptée , et
par conséquent, celle qui préside à la formation du lait est basée sur les mêmes fonde-
mens (1).

Dans le cours de la gestation, le sang, plus
riche et plus abondant en matériaux à propor-
tion de l'accroissement du fœtus, ne perd point
ces précieuses qualités par l'accouchement ; la
nature , dans la sécrétion du lait , semble préparer de loin ses moyens pour arriver plus facilement à son but ; elle les dévie peu à peu , et
dirige vers une autre source les principes de
nutrition destinés naguère à nourrir le produit de la conception dans le sein maternel ; elle
ne fait rien de régulier et de parfait par sac-
cade ; c'est par une marche progressive qu'elle

---

(1) Le foie ne fait point une exception à cette règle
générale , lors même qu'il serait prouvé que le système
de la veine porte lui transmet les matériaux de la bile.

travaille à ses grands desseins et qu'elle accom-
plit ses grandes œuvres.

A l'approche de la délivrance, les seins se
gonflent, leurs formes et leurs propriétés semblent s'élever peu à peu au niveau de leur important usage ; ils paraissent en quelque sorte
préluder ou s'essayer aux grandes fonctions pour
lesquelles ils sont destinés. Déjà une sécrétion
incomplète a commencé avant l'accouchement ;
mais, peu abondante, elle semble attendre les
matériaux encore dirigés vers l'utérus. Après
l'accouchement, une grande partie du sang
qui se portait vers la matrice par les lois sages
et profondes de la nature, reflue vers les glandes mammaires. Alors ce changement est ac-
compagné de phénomènes locaux et généraux
inséparables de l'importante fonction qui s'é-
tablit.

Le gonflement des seins augmente, la peau
se distend, et un sentiment de pesanteur et de
douleur semble indiquer que les vaisseaux lactifères, remplis et distendus, n'attendent plus
que la succion du nouveau-né pour lui dis-
penser leur liquide nourricier. Un mouvement
fébrile se développe ; le pouls est plein, fort et
rapide ; la mutation qui s'opère, l'espèce de
pléthore qui en est le résultat, expliquent en
partie l'indisposition qu'on nomme *fièvre de*

lait, etc. Ces phénomènes sont en quelque
sorte le complément des moyens naturels nécessaires à l'établissement de la sécrétion de ce
liquide. Peu à peu le trouble général se dissipe,
toutes les fonctions qui l'avaient plus ou moins
partagé rentrent dans leur état naturel, et le
sein, gonflé et rempli par le produit abondant
de la sécrétion, cesse d'être douloureux et trop
sensible par l'usage complet de ses fonctions.
Tels sont les phénomènes qui, le plus ordinairement, coïncident avec le développement et l'é-
tablissement de la lactation.

Dans la sécrétion du lait, comme dans toutes
les autres, les matériaux de ce fluide sont donc
apportés par le sang dans les organes chargés
de cette importante fonction (1); la séparation
de ce liquide n'existe point dans la circulation;
l'action de l'organe sécréteur est absolument
essentielle pour la produire, et les mamelles
seules ont le droit de former le lait.

Cependant un assez grand nombre de praticiens, et quelques auteurs, méconnaissant les
lois de la nature et ses effets évidens, ont cher-
ché une autre source au lait, ou ont attribué à
plusieurs organes la faculté de le produire.

(1) Je partage à cet égard, l'opinion de *Bichat*,
Schwilgué, de MM. *Chaussier*, *Pinel*, etc.

1°. On a pensé que le lait était déjà tout
formé dans la circulation qui le portait dans les
mamelles, et même, suivant les caprices de différens auteurs, dans diverses parties du corps (1).
On a donc enlevé, pour ainsi dire, tous leurs
droits aux glandes mammaires ; on les a jugées
indignes de séparer du sang les matériaux du lait,
en établissant qu'il était tout formé dans les artères. Mais sur quoi repose cette opinion ? Elle
n'a absolument aucun fondement. A-t-on jamais
trouvé dans un des systèmes sanguins le lait sé-
paré du sang ? Qu'on interroge les vaisseaux des
animaux vivans au moment de la lactation ;
qu'on tourmente la nature de toutes les manières pour la faire parler ; qu'on la prenne sur
le fait en disséquant, en ouvrant les artères mammaires, on ne trouvera pas le moindre atome
de lait dans ces vaisseaux, lors même qu'on
se servira des meilleurs microscopes ou des meilleurs procédés chimiques pour les découvrir;
Comment pourra-t-on alors soutenir et défendre

---

(1) *Puzos*, Mémoire sur les Dépôts laiteux, dit «que
le lait formé par les alimens, dans les femmes enceintes
ou nouvellement accouchées, roule confusément avec
le sang dans toute l'habitude du corps. » S'il est impossible
de voir le lait rouler confusément avec le sang, il est
encore plus impossible de le croire.

cette opinion ? par des discours hypothétiques,
par des discours quelquefois brillans, qui peuvent bien éblouir, à la vérité, mais jamais éclairer ni convaincre. L'anatomie et la physiologie
ne fournissent pas le moindre appui à cette hypothèse, qui ne pourrait être admise que par
quelques personnes qui, peu instruites des lois
de la vie, se garderaient de baser leur raisonnement sur des faits anatomiques et physiologi-
ques, crainte de renverser le monument d'erreur élevé à grands frais par leur imagination.

2°. On a soutenu long-temps, et quelques
praticiens le soutiennent encore, que le lait
pouvait être fourni par la plupart des organes,
même des tissus, et surtout par l'utérus et ses
annexes (1). Mais a-t-on tout prouvé quand on

_____

(1) *Winslow*, Exposé anatomique, Traité du bas-
ventre, dit « que la liqueur qui séjourne dans les vaisseaux de l'utérus et du placenta est aussi d'une nature
lymphatique ou laiteuse. »

Astruc assure qu'en comprimant la matrice d'une
femme morte dans les derniers mois de la grossesse, on
en verra suinter une infinité de gouttelettes laiteuses, et
que, par la macération, on pourra apercevoir de petits
vaisseaux vermiculaires pleins d'une liqueur laiteuse.
Trait. des Mal. des Fem., tom. I, pag. 12. Il pense aussi
que ces vaisseaux servent à séparer du sang une liqueur
laiteuse........... Qui ne sentira , d'après nos connais-

a dit, avec une aveugle confiance, avoir trouvé
du lait, ou une matière caséeuse, laiteuse, butireuse, dans telle ou telle partie; quand on a
avancé que la matrice et le placenta fournis-
saient aussi du lait? Ne faudrait-il pas que l'a-
natomie, la physiologie, l'analyse du liquide et
l'observation concourussent à étayer ces opinions?

De même que le foie ne sécrète pas la salive,
de même aussi les glandes salivaires ne fournissent pas la bile. Chaque organe ne peut sécréter
d'autre liquide que celui pour lequel l'a destiné
la nature; aucun d'eux ne peut mutuellement
se remplacer, et aucun tissu du corps ne peut
remplir leurs fonctions et fournir leurs produits
importans. Les mamelles ne sont-elles pas aussi

---

sances anatomiques, que ces vaisseaux ne sont que des
lymphatiques, et leur liquide de la lymphe?

Noortwyk dit qu'en disséquant le chorion, il a trouvé
une matière blanche, épaisse, ressemblant à la crème du
lait. *Uter. hum. grav. hist.*

Diemerbroeck avance qu'on trouve des parties caséeuses dans le liquide que contient le placenta. Ce célèbre
anatomiste a pris l'albumine pour du *caséum.*

M. *Chambon,* dans son traité, pense que le lait peut
être produit par différens organes, et que le liquide du
placenta est d'une nature laiteuse. *Peu, Lanzon,
Levret,* etc., partagent cette opinion.

des organes sécréteurs , ne sont-elles pas sou-
mises aux mêmes lois que les autres glandes sé-
crétoires ? Pourquoi donc en faire une exception que contredit l'observation , et faire jouer
leur rôle à des organes qui n'ont avec elles aucun rapport de conformation ? Certes, la nature
n'a pas mis tant de soins à perfectionner les
mamelles pour faire exécuter les mêmes fonctions par le péritoine, les ovaires, le placenta, etc.
Le lait est un liquide tout aussi compliqué que
la bile , l'urine , la salive , et qui , comme eux ,
exige un appareil particulier complètement destiné à sa formation.

Voudrait-on encore soutenir que le lait peut
être formé par d'autres parties que par les mamelles ? Qu'on ait recours à l'observation et à
l'expérience, et on verra que les apparences
seules ont pu en imposer aux hommes instruits,
qui ont soutenu cette opinion. Ils ont pris l'*albumine* des eaux de l'amnios pour du *caséum*,
la *sérosité abdominale* pour du *sérum*, et l'hu-
meur lymphatique de l'utérus, ses mucosités,
les lochies, diverses suppurations pour du lait.
Une observation plus exacte n'aurait-elle pas
démontré, comme elle l'a fait de nos jours, que
ces matières n'avaient aucune des qualités phy-
siques et des propriétés chimiques qui caracté-
risent le lait ?

3°. On a présumé que le lait pouvait venir du chyle, et qu'il était fourni aux mamelles par des vaisseaux lymphatiques ; cette opinion a même été adoptée par un physiologiste moderne (1) ; mais on ne trouve pas dans la femme de vaisseaux lymphatiques qui communiquent directement des mamelles avec le canal principal du chyle. *Warton*, *Nuck*, *Stenon*, etc., en ont trouvé chez certains animaux ; mais ils se portaient des seins au canal thorachique, et bien loin d'apporter aux mamelles, ils remportaient au contraire vers le conduit chylifère. De plus, parmi les lymphatiques qu'on rencontre dans les seins, les uns, en petit nombre, s'y rendent de la peau et des parties environnantes, et assurément on ne peut pas présumer qu'ils soient les sources du lait ; les autres émanent du sein, et se réunissent aux précédens pour se diriger vers les veines souclavières.

On a surtout appuyé cette opinion sur la ressemblance du lait avec le chyle, et sur l'existence du *muriate de potasse* que l'on trouve dans les deux liquides et que l'on n'a pas encore démontré dans le sang. Mais quoique ces deux liquides soient blanchâtres, douceâtres, leur

(1) *Richerand*, Nouv. Élém. de Physiol., tom. II, 4e édit.

3

goût, leur odeur et leur composition sont essentiellement différens. Quant au muriate de
potasse, il est vrai qu'on le trouve assez abon-
damment dans le lait ; mais existe-t-il constamment dans la lymphe ? et l'analyse de ce dernier
liquide n'est-elle pas trop imparfaite pour en
tirer des conséquences ? On n'a pas encore trouvé
la potasse dans le sang ; outre qu'elle peut fort
bien y exister et avoir échappé à l'analyse, ne
voyons-nous pas dans d'autres produits des sé-
crétions, des susbtances que les expériences
n'ont point démontrées dans le sang ? l'*urine*, la
bile, etc., nous en offrent des exemples. Comme
le lait, ces liquides sont fournis par le sang qui
en contient les matériaux, et l'action des organes imprime à ces matériaux de nouveaux
caractères, produits de nouveaux élémens que
notre analyse ne peut pas toujours démontrer
dans le sang, parce qu'elle ne peut imiter la
vie et l'action des organes.

4°. Quelques personnes n'ont pas craint d'a-
vancer que le lait sécrété dans la matrice était
transporté dans les seins par le moyen des anas-
tomoses que forment les artères mammaires et
épigastriques. Cette assertion hasardée est trop
contraire à l'anatomie et à la physiologie pour
mériter d'être combattue et réfutée.

Galien, qui vivait dans un temps où l'anato-

mie était encore dans son enfance, se rappro-
chait plus de la vérité quand il disait que les
mamelles étaient destinées à recevoir le sang
qu'elles attiraient des vaisseaux sanguins, et
achever de le convertir en lait.

On a voulu étayer ces différentes hypothèses,
en disant que les vaisseaux qui portaient le sang
dans les mamelles étaient trop peu nombreux
pour y avoir d'autre destination que la nutrition de ces organes, et qu'ils ne pouvaient assurément suffir pour fournir tant de matériaux.
Mais non-seulement les artères des mamelles
sont assez nombreuses, mais encore elles aug-
mentent de capacité pendant la lactation, de
même que dans toutes les fluxions des seins,
comme l'observation me l'a prouvé; et fussent-
elles moins nombreuses, la circulation s'y fait
avec tant de rapidité, que dans un très-court
espace de temps, il peut se présenter aux seins
une énorme quantité de sang, supérieure de
beaucoup au liquide à sécréter.

Tels sont les systèmes les plus remarquables
sur la formation du lait, systèmes qui ont compté
parmi leurs sectateurs des médecins d'un mérite
distingué. De nos jours ils ne sont plus admis
que par un petit nombre d'hommes qui, esclaves
des préjugés et des systèmes surannés, ne sont
point au niveau des connaissances modernes.

Dans l'état actuel de la science, à cette époque où l'immortel auteur de la Nosographie
philosophique vient, avec tant de succès, rendre tous ses droits à la vérité, et nous montrer
les moyens de nous affranchir des prestiges trompeurs de l'imagination ; dans ce moment où tant
de médecins si dignes de notre reconnaissance
s'empressent de renverser cet antique édifice
d'opinions élevé sur les ruines plus antiques
encore de la véritable médecine hippocratique,
devons-nous aveuglément adopter comme vérité des principes imaginaires, ou le résultat de
la prévention et d'une observation inexacte?
Non certainement ; dans une étude où tout se
rapporte à la vie, où les moindres erreurs peuvent mettre un terme à son cours, nous ne de-
vons jamais agir d'après les seules spéculations
de l'esprit.

Du Lait.

La sécrétion des mamelles nous présente la
liqueur bienfaisante que la nature a destinée aux
premiers mois de notre existence. De l'intégrité
de cette fonction, de la pureté de son produit,
dépendent souvent la santé ainsi que la vie de
la mère ou de l'enfant. Un lait altéré, trop ancien, trop faible ou trop fort, etc., peut, au lieu
du service important qu'on en espère, devenir

une cause de maladie : aussi mérite-t-il l'attention particulière du médecin, qui doit connaître parfaitement sa nature, ses propriétés, ses variétés, et les différentes causes qui peuvent influer sur ses qualités.

Le lait de femme, dans son état naturel, est d'un blanc un peu mat, assez fluide, onctueux au toucher, d'une saveur très-douce, et d'une odeur qui lui est particulière comme à toutes les autres espèces de lait.

Ce liquide, comme celui que fournissent tous les autres mammifères, est composé de différentes parties principales : la *crême*, le *caséum*, le *sérum* et le *sucre de lait*.

1°. La crême du lait de femme est très-peu abondante, et ne fournit pas constamment du beurre. MM. *Parmentier* et *Deyeux* avaient d'abord cru que cette dernière substance n'existait pas dans cette espèce de lait ; mais de nouvelles expériences le leur ont montré en très-grande abondance dans le *colostrum*.

2°. La partie *caséeuse*, ou celle qui, dans le lait des animaux, constitue le fromage, est très-abondante dans le lait de femme. Chez les animaux, elle est ordinairement comme tremblante et gélatineuse ; chez les femmes, elle se présente sous la forme de molécules ténues et désunies. C'est la partie essentiellement nourris-

sante du lait, qui possède d'autant plus cette qualité, que le *caséum* y est plus abondant.

3°. Le *sérum* présente les mêmes caractères
que celui des autres laits, si ce n'est qu'il adhère
beaucoup moins à la matière caséeuse, dont il
se sépare facilement par le repos et une température de 16 degrés.

4°. Le sucre ou sel de lait est très-abondant
dans le lait de femme ; il paraît formé par la
combinaison de *l'acide sacchlactique* avec la
matière sucrée.

Telles sont les parties principales du lait ; cha-
cune d'elles est composée, et par l'analyse produit différentes substances simples qui en forment les bases. Le dernier mémoire de MM. Parmentier et Deyeux donne, à cet égard, des dé-
tails aussi intéressans pour le médecin que pour
le chimiste (1).

_____

(1) Il était nécessaire de parler des matériaux du lait
pour les articles suivans, où je combats les différentes
opinions des auteurs qui ont cru observer que ce liquide
s'épanchait dans diverses parties. Il n'est pas hors de mon
sujet de parler des qualités de ce liquide et de ses
variétés.

Le lait, exposé à une température douce, placé dans un
vase au bain-marie, se prend en forme de bouillie : c'est
ce qui constitue la *franchipane*.

En exposant cette franchipane à l'action du feu, dans

Le lait présente dans ses caractères, comme dans ses propriétés chimiques, une foule de variétés qui, pouvant beaucoup influer sur la santé du nourrisson, ou résulter de quelques dispositions maladives de la mère, doivent particulièrement mériter l'attention de l'homme de l'art.

Dans le principe de la lactation, le lait, que l'on nomme alors *colostrum*, est beaucoup plus clair et plus séreux ; il est moins chargé de parties caséeuses, et a présenté à MM. *Parmentier* et *Deyeux* une assez grande quantité de beurre ; il paraît de plus posséder une propriété légèrement purgative (1). A mesure que l'on s'éloigne

une cornue, on obtient ordinairement pour produits les substances suivantes :

Une eau roussâtre qui paraît chargée d'acide zoonique et d'ammoniaque ;

Une huile grasse, ayant une odeur fétide, et une portion d'huile concrète et empyreumatique ;

Du carbonate d'ammoniaque ;

De l'hydrogène carboné ;

Du gaz acide carbonique. Il reste au fond de la cornue un charbon contenant du muriate de potasse, du muriate de soude et du phosphate de chaux.

(1) A l'inconvénient de ne pas nourrir le nouveau-né avec un liquide fourni par le sang, qui le développe dans le sein maternel, se joint celui de ne point remplir le but

de l'époque du part , le lait diminue de quantité et augmente de consistance , devient alors
plus *caséeux* et , par conséquent , plus nourrissant. Il est d'autant moins séreux et meilleur
qu'il demeure plus long-temps dans les mamelles ; il lui faut , en général , un séjour de
quelques heures dans ses réservoirs pour acquérir sa perfection. C'est pour cette raison que le
lait du matin a constamment plus de qualité que
celui qu'on obtient dant le courant du jour ; et,
en général , plus on éloigne les traites , plus cet
aliment a de consistance et de propriété nutritive. De là , la nécessité de donner le sein moins
souvent aux nourrissons lorsqu'ils commencent
à prendre plus d'âge et plus de force.

Le caractère, le tempérament et l'âge des nourrices influent beaucoup sur les qualités du lait,
qui varient encore par une foule de causes
qui souvent échappent à l'observation la plus
exacte.

Parmi les causes qui peuvent modifier les qualités du lait , on doit surtout distinguer les sub-

---

de la nature , en le privant du *colostrum* , qui paraît surtout destiné à débarrasser ses intestins du *meconium*.
Que n'ajoute-t-on point à cet inconvénient , en le faisant
passer dans les bras d'une nourrice mercenaire qui , presque toujours, lui donne un lait trop ancien et peu appro-
prié à ses faibles organes !

-stances dont se nourrit la femme, les passions qui peuvent l'agiter et les maladies qui surviennent dans le cours de la lactation. C'est de la bonne qualité des alimens, relativement à la digestion, que dépend l'amélioration du lait, plutôt que des qualités particulières attribuées à certaines substances. Tout ce qui se digère bien produit, en général, du bon lait, et on doit considérer comme *galactophoiétiques* toutes les substances alimentaires dont les forces digestives peuvent tirer le parti le plus avantageux pour fournir aux mamelles les élémens de la lactation. Aussi, pour l'alimentation des nourrices, et pour favoriser la formation d'un bon lait, doit-on avoir égard à leur tempérament, aux choses qu'elles aiment et qu'elles digèrent avec le plus de facilité. Les alimens indigestes, les substances astringentes, échauffantes ou médicamenteuses altèrent et modifient le lait. Les alimens aqueux et peu sapides, peu nourrissans, produisent un lait abondant, mais séreux ; il perd son moelleux, devient moins doux et plus rare par la disette ou l'usage d'alimens âcres, durs, fibreux et contenant peu de matière nutritive. Les médicamens, non-seulement le modifient, mais encore lui transmettent souvent leurs propriétés médicamenteuses. La plupart des substances aromatiques communiquent au lait une saveur particulière plus ou moins agréable. Les vaches qui paissent l'herbe fleurie des prairies , fournissent un lait plus parfumé que celles qui , renfermées dans l'étable, se nourrissent d'herbages flétris et desséchés. Les qualités médicamenteuses sont même quelquefois transmises , par le lait, de la mère à son nourrisson. Les purgatifs, les émétiques , les amers donnés à la nourrice , ont souvent produit chez l'enfant des effets remarquables. *Borichius* cite une femme dont le lait devint très-amer par l'usage de l'absynthe. Le mercure , administré aux femmes qui allaitent , paraît transmettre au lait ses propriétés anti-syphilitiques.

Les différens troubles de l'ame influent singulièrement sur le lait ; il a souvent changé tout à coup de qualité par une impression vive et inattendue. *Bordeu* a vu ce liquide passer rapidement à un état séreux dans une mère qui vit tomber son enfant. Plusieurs nourrices ont vu leur lait perdre toutes ses propriétés nutritives, et leurs enfans dépérir, par l'effet d'un chagrin plus ou moins violent : les desirs voluptueux , les plaisirs de l'amour l'altèrent aussi.

Pendant la lactation, la femme peut éprouver diverses maladies qui , assez généralement, troublent le lait et même souvent en tarissent la source. Pour peu alors que la maladie soit intense, ce liquide perd ses propriétés bienfaisantes, et devient très-pernicieux au nouveauné : aussi, dans ces cas, ne doit-on jamais hésiter à le soustraire au danger qui le menace, soit en le changeant de nourrice, soit même en le nourrissant par des moyens artificiels.

Le lait, qui nous est si essentiel dans les premiers temps de notre existence, nous devient quelquefois de la plus grande utilité dans le cours de notre vie. Véhicule aussi naturel que bienfaisant, on le voit, dans les maladies chroniques, soutenir la vie chancelante, et, dans les convalescences longues et pénibles, ranimer les forces épuisées. Différentes espèces de lait sont employées pour cet usage ; les animaux domestiques nous en fournissent en abondance ; mais aucun ne possède mieux les qualités réparatrices que celui de la femme. Ce qui a fait dire à Geoffroy (*Mém. de l'Acad. roy. de Méd.*)

Nul autre, cependant, avec plus d'énergie,
Ne réussit à rendre un mortel à la vie,
Que celui qu'une femme épanche de ses seins,
Nectar vraiment ami des sucs des humains.

*Troubles de la Sécrétion du lait, son influence
sur les maladies des femmes.*

Toutes les causes capables d'avoir quelque
influence sur les seins, d'une manière éloignée
ou immédiate, peuvent pervertir ou anéantir
la sécrétion du lait. Ainsi, l'action du froid ou
d'une chaleur trop forte, les diverses applica-
tions indiscrètes sur les seins ou les organes de
la génération, la disette, l'intempérance, les
troubles ou les suppressions des différentes
évacuations, ou leur flux trop abondant, l'oi-
siveté ou l'exercice excessif, l'altération ou l'absence du sommeil, les affections de l'ame et surtout ses nombreuses agitations, les irritations
éloignées, les lésions de l'utérus, les compres-
sions, les coups, les suppressions de diverses
affections, et enfin les maladies qui peuvent af-
fecter la femme pendant la lactation, peuvent,
dis-je, pervertir ou anéantir la sécrétion du lait,
et présider au développement des maladies qui
attaquent les femmes en couche.

On ne saurait douter que la sécrétion du lait,
troublée ou anéantie, ne puisse produire plusieurs des maladies des nouvelles accouchées,
ou concourir à les entretenir; mais quelle en
est la cause prochaine ou immédiate? La na-

ture semble couvrir d'un voile impénétrable
l'espace qui sépare les causes primitives ou
éloignées de leurs effets secondaires ; tout , dans
cet intervalle , n'est qu'illusion , erreur et conjectures , et l'esprit humain ne fait , le plus souvent , que s'égarer en cherchant à découvrir
les causes immédiates des maladies. De cette
ambitieuse recherche et du désir de vouloir tout
expliquer, naquirent une foule d'opinions sur
l'*éthiologie* des maladies des femmes , opinions
aussi nuisibles à l'humanité qu'éloignées de la
véritable science , puisqu'elles ne sont que le
fruit des conjectures qui servent de bases à de
faux raisonnemens.

On a regardé le lait, ce liquide doux et bienfaisant, comme la cause prochaine, ou plutôt comme
la cause matérielle, de la plupart des maladies
des femmes. Suivant cette hypothèse, c'est lui qui
occasionne tous les phénomènes qui s'y dé-
veloppent. Les partisans de cette opinion sont
divisés : les uns pensent que le lait peut être
produit par différens organes et y devenir cause
de maladie, opinion basée sur une erreur phy-
siologique que j'ai déjà réfutée (1) ; les autres
croient que le lait peut être transporté des mamelles qui le produisent dans différentes par-

(1) Sécrétion du lait , pag. 24 et suiv.

ties du corps, spécialement dans celles qui sont liées par sympathie avec les seins , comme l'utérus, les ovaires , etc., et ils admettent des dépôts laiteux dans la matrice , les ovaires, les ligamens larges , le cerveau même, les membres, etc.

Les anciens n'avaient pas les mêmes idées sur les maladies des femmes. *Hippocrate , Celse , AEtius , Paul d'Egine , Mercatus , Avicenne , Forestus* , etc. , les attribuaient surtout à la suppression des lochies et à leurs métastases. C'est une erreur que des temps plus modernes ont vu remplacée par une autre. *Mercurialis* et *Willis* me paraissent les premiers qui les aient attribuées au transport du lait ; dans la suite, un grand nombre d'auteurs , parmi lesquels on distingue *Doulcet , Doublet, Puzos , Levret , Astruc* , etc. (1) , ont partagé cette opinion. Il paraît même que le vulgaire est , depuis long-

____

(1) On peut voir sur ces métastases laiteuses , et sur les causes des maladies des femmes en couche , les opinions d'un grand nombre d'auteurs , entr'autres : *Joannes Fernelius , Path*......., *Jean Liébault,* de la Santé et Mal. des Fem....... *Ludovicus Mercatus , de Affect. Mul*...... *Lazare Pé* , Mal. des Fem...... *Peu* , Prat. des Acc...... *Jacobus Primerosus* , Mal. des Fem. gross...... *Petrus Fresart*, Emménalog..... *Selle* , Pyrhetol...... *Astruc , Levret , Chambon* , etc.

temps, en possession de voir des affections laiteuses chez les nouvelles accouchées, et d'ap-
peler douleurs laiteuses, dépôts laiteux, etc.,
diverses maladies qui surviennent pendant la
lactation. On ne doit pas en être étonné; les
gens du monde ne sont point obligés de savoir
l'anatomie, la physiologie, etc.; on peut bien
leur pardonner d'en croire des apparences ou
les discours trompeurs de quelques médecins
trop légèrement instruits sur les lois de la vie;
mais ce que l'on passe aux gens du monde, on
ne peut le tolérer dans ceux qui pratiquent
l'art de guérir. Le langage des faits est l'interprète de la vériable science médicale, et une
dénomination directe, qui semble annoncer la
nature intime d'une cause, ne peut pas être
inconsidérément appliquée à des maladies où
cette même cause est absolument étrangère.
Que d'inconvéniens peuvent résulter de cette
manière trop légère de considérer les maladies
des femmes! Le médecin imbu de cette erreur
poursuivra avec acharnement une cause imagi-
naire, et, au lieu de soutenir ou de défendre
la vie, en deviendra aveuglément le pertur-
bateur; tandis que le malade, victime de sa confiance, languira, ou succombera sous le poids du
mal, l'action des remèdes et les vains efforts
de la nature.

Enfin, sur quoi se base-t-on pour assurer que le lait existe dans la partie malade, qu'il est la cause matérielle des troubles qui l'agitent ? En consultant les auteurs et certains praticiens, on ne trouve dans leurs ouvrages et leurs discours aucun appui à leur opinion. En effet, le plus souvent on ne voit dans leurs observations que le nom de *laiteux*, ou quelques caractères purement illusoires, comme la couleur blanche de la matière que l'on rencontre dans la partie affectée, les flocons, les grumeaux blanchâtres qui se présentent à la suite des phlegmasies séreuses, etc. Certainement ces caractères ne sont pas suffisans pour soutenir l'existence de la métastase laiteuse. Par exemple, *Lèvret*, dans son excellent Traité d'accouchement, en décrivant une apoplexie *laiteuse*, dit que dans cette affection les femmes périssent quelquefois d'un *dépôt de lait* dans la tête ; il parle d'*éruptions*, *de taches laiteuses* et de *dépôts de lait consécutifs* qu'il attribue à la partie *caséeuse* du lait dépouillé de sa partie *séreuse*, ou à la partie *butireuse rancie*, et ces dépôts, dit-il, deviennent mortels s'ils se forment dans l'un des trois ventres. *Puzos* (*Mém. sur les Dép. laiteux*) dit qu'il comprend sous le nom de dépôts laiteux, ou lait répandu, une maladie formée par le transport ou le séjour du lait dans une partie, etc.;

il assure que dans les maladies qu'il appelle laiteuses , le sang a une *couleur blanche* , qu'il est *laiteux* , qu'il se recouvre, dans la palette, d'une *croûte laiteuse* , etc. *Astruc* parle de deux espèces de flueurs blanches, *lymphatique* et *laiteuse* , etc. *Peu* dit que le lait s'évacue de cinq manières : par les selles, les urines, les sueurs , les mamelles et la vulve , et il admet , sans autre considération , des selles, des sueurs, des urines , des lochies laiteuses. Plusieurs autres médecins ont partagé cette opinion, et je ne cite ici que les plus remarquables, d'autant plus que , sous beaucoup d'autres rapports, ils ont enrichi l'art des accouchemens.

De pareils raisonnemens , qui ne sont étayés d'aucun fait, peut-on conclure que le lait soit la cause matérielle des maladies des femmes en couche, tels que des dépôts , de la fièvre *puerpérale, etc.* ? Peut-on avancer , d'après de semblables observations , et des caractères aussi vagues et superficiels, que ce liquide existe réellement dans les parties malades ? Ne faut-il pas s'assurer si les apparences ne sont point trompeuses; se demander par quelle route le lait peut se transporter des mamelles aux parties éloignées , et enfin , se convaincre exactement de la nature des liquides épanchés ? Sur ces différens points on ne trouve absolument rien de

4

satisfaisant dans tout ce qu'avancent les partisans de cette opinion ; et, en considérant avec
cette bonne foi qui, de même que l'amour du
vrai, ne doit jamais abandonner le médecin observateur, on ne verra que des symptômes
spécifiques de telle ou telle maladie, mais aucun phénomène produit plus particulièrement
par le lait, ou émanant de sa présence. Car,
comme le dit le professeur Pinel : « Peut-on,
avec raison, regarder le lait comme cause de
ces maux, lorsqu'on fait attention que les femmes
qui allaitent ne sont point exemptes de la fièvre
puerpérale ; que pendant le cours de cette
fièvre, le lait n'est pas toujours supprimé ; que
d'ailleurs la matière à laquelle on donne si souvent le nom de lait, dans ces cas, n'est autre
chose que du véritable pus (*Nosograph. phil.,*
t. I. p. 344.) »? Les sueurs appelées laiteuses,
parce qu'elles exhalent une odeur acide, ne
prouvent rien pour la métastase du lait, comme
le remarque Gardien (1). On observe également
cette odeur chez des hommes et des enfans, etc.
On s'est basé sur de pareils raisonnemens et sur
des phénomènes aussi incohérens pour assurer
que la fièvre *puerpérale* (2) était produite par

(1) *Gardien,* Trait. d'Acc., de Mal. des femmes, etc.
(2) Ce nom, donné jadis à différentes fièvres ou
phlegmasies suites des couches, est en quelque sorte re-

la déviation du lait sur le péritoine, et on a mé-
tamorphosé en matière laiteuse le pus que l'on
trouve dans la cavité abdominale, lorsqu'on en
fait l'ouverture chez des femmes mortes à la
suite de cette phlegmasie nommée péritonite.
Ce liquide n'est que le produit de l'exhalation
séreuse rendue puriforme par l'inflammation.

Par quelles voies le lait peut-il se transporter
des mamelles dans les parties éloignées , telles
que le cerveau, le péritoine, les membres infé-
rieurs, etc.? On n'a pu attribuer cet usage qu'aux
tissus qui, interposés entre les seins et les autres
organes, peuvent, par leur conformation, favoriser le transport d'un liquide quelconque:
tels sont les artères, les veines, les vaisseaux
lymphatiques et le tissu cellulaire.

1º. Ce ne sont pas les artères qui transpor-
tent le lait des mamelles dans les autres parties du corps; elles se dirigent vers les mamelles, et non des seins vers les autres organes.
Bartholin avait cru trouver un moyen de com-

---

poussé du cadre nosologique , d'autant plus que cette
dénomination trop bannale était donnée à des maladies
bien différentes que l'on considérait sous le même point
de vue, et que l'on traitait de même. M. *Baumer* de
Lyon, dans une dissertation sur la fièvre puerpérale, a
combattu victorieusement cette erreur.

munication entre l'utérus et les seins par la réu-
nion des artères *épigastrique* et *mammaire ;*
mais non-seulement cette anastomose n'est pas
constante , mais encore les liquides seraient
obligés de suivre , dans les artères *hypogastri-
que , iliaque ,* etc., une direction contraire au
cours naturel des fluides qui y circulent.

2ª. On ne peut penser que ce soient les veines : elles dirigent les liquides qu'elles contien-
nent dans le torrent de la circulation , et non
dans les parties où les maladies dites laiteuses
surviennent.

3º. On peut en dire autant des vaisseaux
lymphatiques ; nul doute qu'ils ne puissent ab-
sorber du lait comme tant d'autres fluides. Le
grand nombre d'absorbans placés dans les mamelles sont assurément destinés par la nature à
reprendre le superflu d'un liquide qui peut,
sans inconvénient, retourner dans la circulation,
et y subir de nouveaux changemens propres à le
faire rentrer dans la source qui l'a produit, et
dont il va de nouveau faire partie. En suivant la
marche naturelle de cette absorption , nous
voyons qu'il est impossible qu'elle puisse étayer
la doctrine des métastases laiteuses.

Les lymphatiques des mamelles absorbent une
quantité de lait plus ou moins considérable , et
en même temps diverses autres matières avec

lesquelles il se mêle ; de là ils vont traverser les glandes lymphatiques de l'aisselle, du cou, etc., et porter ce liquide dans le système veineux. Le lait alors, ainsi que le chyle et les autres produits de l'absorption, se confond avec le sang veineux, avec lui est dirigé vers le cœur, et avec lui encore est transporté vers les poumons. Là enfin, avec ce même sang, il éprouve les modifications que cet organe imprime à la masse liquide qui le traverse ; modifications qui, de sang noir le transforment en sang rouge, et achèvent de lui donner toutes les qualités nécessaires à l'entretien de la vie. Le sang, ainsi modifié et changé, est porté dans toutes les parties du corps. Comment pourrait-on penser que jusque-là le lait ne soit point mêlé avec les sucs lymphatiques, les sangs veineux et artériel, qu'il ait traversé tous ces vaisseaux dans son état de pureté, et qu'enfin il puisse se séparer du sang et former des dépôts laiteux dans la matrice, le cerveau, etc.? Je ne sache pas qu'on ait jamais eu l'idée d'admettre une pareille opinion pour servir de base à la possibilité de la métastase laiteuse.

4°. Ce n'est pas le tissu cellulaire qui servirait de route au fluide laiteux : cela est vraisemblable pour les environs des mamelles où le lait peut s'épancher par la rupture des galactophores;

mais on n'est pas, je crois, tenté d'admettre qu'il puisse par cette voie se porter dans l'utérus.

Pour étayer la doctrine de ces métastases, on s'est principalement appuyé sur la rapidité avec laquelle certains dépôts éloignés surviennent pendant la lactation; mais souvent il s'en manifeste de même nature sans qu'il y ait aucun trouble dans la sécrétion du lait, et souvent aussi cette fonction est troublée, supprimée sans qu'aucune affection éloignée ait lieu. Si l'observation, l'anatomie et la physiologie ne suffisaient pas pour démontrer l'impossibilité de ces métastases, on pourrait se rendre raison de la promptitude avec laquelle une suppuration survient dans une partie, même très-éloignée de celle où existait primitivement une fluxion naturelle ou morbifique. La vie, les propriétés des organes ou des tissus s'altèrent avec une rapidité que nous ne pouvons apprécier; l'influence de certaines causes y fait naître des affections qui, dans quelques circonstances, ont une marche si brusque, qu'il est impossible d'en calculer le cours; et alors, en peu d'instans, une inflammation parcourt ou plutôt franchit ses périodes pour se terminer par suppuration, gangrène, ou revêtir de nouvelles formes (1). Les causes

(1) On peut en dire autant des métastases puru-

morbifiques sont quelquefois très - promptes à
agir, et la nature plus prompte encore à réagir.
Les principes des maladies qui altèrent les propriétés des organes peuvent avec rapidité chan-
ger de place, et comme l'éclair, franchir d'une
extrémité à l'autre le domaine de la vie, et la vie
réagir avec la même impétuosité : dans ces cas,
pouvons-nous être étonnés de voir s'effectuer
en quelques heures, en quelques instans même,
des phénomènes qui, dans d'autres circonstances,
ne sont produits qu'au bout de plusieurs jours?
Ne voyons-nous pas fréquemment, par exemple,
sur les lèvres des éruptions qui en peu d'instans s'enflamment et suppurent sans qu'on soit

---

lentes, dont plusieurs auteurs rapportent des observations : ainsi, on a vu la suppuration d'un dépôt de la
cuisse se supprimer tout-à-coup, aussitôt le cerveau s'af-
fecte, le malade meurt, et on trouve un dépôt purulent
dans la substance cérébrale. De là on conclut que le pus
de la cuisse s'est porté sur le cerveau. Quels que soient
d'ailleurs l'autorité et les talens de ceux qui ont présenté
de semblables observations, je ne puis adopter leur opinion, et m'empêcher de demander par quelle voie le pus
s'est porté de la cuisse au cerveau ? Ne serait-il pas plus
naturel de penser que la cause, et non le pus qui en est
l'effet, s'est transportée sur le cerveau, y a produit une
nouvelle inflammation qui a été rapidement accompagnée
de suppuration?

tenté de supposer que le pus déjà formé dans
d'autres tissus soit venu se placer dans cette
partie ?

Enfin, une preuve bien plus certaine contre
l'existence des métastases laiteuses, c'est l'absence du lait dans les parties où on prétend qu'il
existe des dépôts ou des affections laiteuses.
On a répété à l'envi que l'abdomen, l'utérus,
les ovaires, etc., étaient remplis d'une matière
laiteuse, caséeuse, etc.; mais si ces matières sont
laiteuses comme on le dit, il doit y exister du
lait ou quelques-uns de ses matériaux, et si le
lait existe, on doit en trouver quelques vestiges.
Plusieurs médecins aussi recommandables par
leur probité que par leurs talens, ont fait avec la
plus scrupuleuse attention l'analyse des divers
liquides épanchés que l'on regardait comme laiteux, et les recherches les plus exactes leur ont
démontré la fausseté de cette opinion. M. *Du-
puytren*, chirurgien en chef adjoint de l'Hôtel-
Dieu de Paris, s'est assuré que ces flocons blanchâtres qui sont formés par l'albumine, et que
l'on regardait comme une matière caséeuse,
n'ont aucune ressemblance, par leur produit,
avec le lait coagulé. M. *Déserin* a fait l'analyse
de la matière dite lactescente contenue dans l'abdomen des femmes mortes à la suite des couches,
et il a prouvé qu'elle ne contenait aucune particule

de lait. *Schwilguié*, dans ces derniers temps, a
démontré par l'analyse chimique et comparée
du pus, que les épanchemens abdominaux produits par les péritonites et regardés comme laiteux, présentaient tous les caractères du pus des
membranes séreuses; que la plèvre, dans son inflammation intense, fournit une matière qui ne
diffère nullement de celle qu'on trouve à la fin
des péritonites; enfin que la nature du fluide
épanché était la même chez l'homme et la femme,
et qu'elle n'offrait aucun des caractères propres
à faire soupçonner la présence du lait. *Valter*,
qui a ouvert plus de cinq mille cinq cents cada-
vres d'individus morts de *péritonite*, a toujours
trouvé la plus grande ressemblance entre le liquide épanché dans le bas-ventre, et celui que
l'on trouve dans cette même cavité chez les
femmes mortes à la suite des fièvres dites *puer-
pérales*.

Il n'existe donc point de témoignage en fa-
veur de l'existence du lait dans des parties éloignées des seins; par-tout on ne rencontre, par
l'analyse, aucun vestige de ce liquide. Il n'en est
pas de même des engorgemens et des dépôts des
mamelles; le pus alors, de même que celui des
autres organes sécréteurs, possède plus ou moins
les propriétés chimiques et les qualités physi-
ques des liqueurs sécrétées. Là seulement, par

conséquent, peuvent exister des dépôts ou *des
engorgemens laiteux.*

· Quoique l'on doive rejeter l'existence des métastases laiteuses dans les maladies des femmes en couche, on ne peut révoquer en doute l'influence des troubles ou de la suppression de la sécrétion laiteuse sur ces mêmes maladies. Par le moyen de différentes causes dont l'action se dirige sur les seins, par le développement d'irritations éloignées qui troublent leur fonction, les matériaux abondans destinés à fournir les principes du lait, ou se dirigent avec trop de force et d'abondance sur les glandes mammaires, et y produisent des fluxions plus ou moins violentes, ou refluent dans le torrent de la circulation, et y portent un trouble plus ou moins grave; ou bien encore, ces mêmes matériaux se dirigent vers divers organes et concourent à y produire des maladies d'autant plus funestes, que l'organe est plus essentiel à la vie, que les causes agissent avec plus de force, et que la femme est plus disposée à en ressentir les pernicieux effets.

La suppression ou les altérations de la lactation précèdent quelquefois l'invasion des maladies des femmes, et peuvent être alors regardées avec raison comme leurs causes : le plus souvent elles succèdent à ces mêmes maladies ou

coïncident avec leur développement ; alors elles
en sont plutôt une effet qu'une cause. Mais
dans tous les cas , les maladies qui surviennent
chez les nouvelles accouchées tirent presque
toujours leur caractère , ou du mode d'altération des propriétés vitales , ou des prédisposi-
tions imprimées dans les fonctions ou les tissus
de certains organes , ou bien encore des épidémies régnantes.

Ainsi , parmi les fièvres , on observe souvent
la fièvre inflammatoire ou *angioténique* , chez
les femmes fortes et pléthoriques dans lesquelles
la circulation se fait avec force et rapidité , qui
ont peu perdu pendant l'accouchement , ou
qui ont éprouvé une suppression subite de lochies , ou de sécrétion laiteuse , etc.

Les fièvres bilieuses, ou *méningo-gastriques*,
surviennent fréquemment chez les femmes su-
jettes aux embarras gastriques , à la suite des
erreurs de régime , régime toujours si nécessaire à cause de l'irritation qu'ont éprouvée les
organes du bas-ventre , et principalement ceux
de la digestion , pendant le travail de l'accouchement , etc.

Les fièvres muqueuses, ou *adéno-méningées*,
ne sont-elles pas spécialement observées chez
les femmes d'une texture molle , lâche , d'un
caractère faible , et qui généralement sont dis-

posées aux affections des membranes muqueuses, etc.?

Les fièvres putrides, ou *adynamiques*, ne
sont-elles pas ordinairement le triste partage
de ces femmes qui, pendant la gestation, ont
été exposées à une foule de causes débilitantes,
et qui pendant l'accouchement ont, en quelque
façon, achevé d'épuiser leurs forces par un long
et pénible travail?

Enfin les fièvres malignes, ou *ataxiques*,
ne succèdent-elles pas assez fréquemment à ces
accouchemens plus ou moins laborieux qui,
développant au plus haut degré une sensibilité
déjà trop exaltée, affaiblissent le corps en même
temps qu'ils irritent et troublent les propriétés
de la vie?

Parmi les phlegmasies, quand l'observation
ne viendrait pas nous démontrer que les viscères
abdominaux en sont le plus souvent le siège,
le raisonnement nous porterait à l'avancer,
soit parce qu'ils participent au travail de l'accouchement, soit par rapport à leur sympathie
avec les mamelles ; aussi la *métrite* ou l'inflammation de l'utérus, la *péritonite* ou inflammation du péritoine, etc., sont-elles souvent des
suites de l'accouchement.

Doit-on être étonné de voir des hémorragies
à la suite des couches et de la suppression du

lait, quand une circulation trop riche en matériaux d'abord destinés à la nutrition du *fœtus*,
ensuite à une abondante sécrétion, en regorge,
pour ainsi dire, et tend à s'en débarrasser par
toutes les voies que lui offre la nature ? Aussi
remarque-t-on souvent des hémorragies actives
chez les femmes en couches, et plusieurs de
leurs maladies se terminent par des flux abondans de sang.

Quant aux névroses, ne sont-elles pas quelquefois, ainsi qu'une foule de maladies chroniques, le produit des affections précédentes,
ou le résultat d'une grande susceptibilité ner-
veuse encore augmentée par les troubles d'une
grande fonction, les fatigues de l'accouchement,
les craintes et les peines qui l'accompagnent,
et enfin un traitement mal dirigé ou l'emploi
de moyens perturbateurs, etc. ?

Souvent une maladie régnante vient marquer
de son sceau toutes les affections qui attaquent
les femmes en couche, quelles que soient d'ailleurs leurs dispositions primitives. Alors ces affections prennent tous les caractères de ces
épidémies ; et quoique la sécrétion du lait soit
anéantie, on ne voit dans les phénomènes de
ces maladies épidémiques nuls vestiges qui dé-
noncent les effets d'une métastase laiteuse.

Il n'est donc pas de maladie qui ne puisse at-

taquer les femmes à la suite de leurs couches :
comme l'ont reconnu *Rivière* et *Roderic à
Castro* : l'accouchement ne fait le plus souvent
que développer la cause qui pouvait préexister.
Ainsi que l'ont observé *Ermerins*, *Stoll*, *Ven-
denboch*, ces maladies n'ont pas une autre origine, une autre nature, ni d'autres causes,
que si elles se manifestaient dans d'autres circonstances de la vie ; elles ne sont pas différentes, sous ces divers rapports, de celles des autres individus, même des hommes.

Traitement.

Puisque toutes les affections des femmes après
leurs couches ne diffèrent nullement par leur
essence de celles qui peuvent les attaquer dans
d'autres circonstances de la vie, les moyens
que le médecin emploiera pour en obtenir la
guérison seront donc puisés dans les mêmes
sources ; mais avec les modifications que doivent
entraîner la plus grande susceptibilité de la
malade, l'état où elle se trouve, et l'existence
d'une nouvelle et importante fonction ; modifications que l'observateur doit toujours avoir
présent à l'esprit, afin qu'elles guident son jugement et dirigent ses *médications* (1).

_____

(1) Les soins que l'on doit donner aux femmes nouvellement accouchées, doivent non-seulement être dirigés

De ce que les maladies des femmes en couche sont de même nature que celles qui peuvent les atteindre dans les autres époques de
leur vie , de ce qu'elles ne diffèrent que très-
peu des affections qui surviennent dans un autre
âge , et même chez les hommes , on ne doit pas
en conclure que l'étude en soit plus facile , et
qu'il soit inutile de les observer plus particulièrement chez ce sexe. Au contraire, le nombre des
maladies des femmes étant très-multiplié , leurs
complications très-nombreuses , etc. , le médecin est obligé d'en faire une étude plus approfondie, de les observer plus exactement, s'il
veut avec sûreté en reconnaître l'espèce, donner
à son jugement une base plus solide , et obtenir
enfin la guérison de ces mêmes maladies. Il n'en
est certainement pas de même pour les praticiens qui regardent le lait comme cause de ces
affections ; ils ne sont point obligés de faire de
grands efforts d'imagination , de longues étu-
des pour reconnaître les maladies , juger du

---

contre les maladies existantes , mais encore tendre à en
prévenir l'invasion , soit après, soit avant l'accouchement.
Ces moyens *prophylactiques* sont indiqués avec précision
et clarté dans un ouvrage moderne : le *Guide des bonnes
Mères* , par *J. F. Frédérick Montain* , docteur-
médecin , etc.

présent, et prononcer sur l'avenir ; un seul instant semble suffire pour dévoiler à leurs yeux les mystères de la nature, les principes des maux et les moyens de les combattre : une seule cause paraît se présenter à leurs recherches, c'est le lait ; un seul moyen de les détruire, ce sont les prétendus *anti-laiteux.*

Si les moyens que l'on a si souvent employés dans les maladies des femmes en couche, en croyant agir contre le lait, ont eu quelquefois des apparences de succès ; s'ils n'ont pas toujours produit de graves accidens, c'est qu'ils étaient sans vertus, comme la canne de Provence, *Calamus Rotang*, dont l'impuissance a déjà été signalée par *Desbois de Rochefort;* ou que la nature a été plus forte que le remède, et que tout à la fois elle a triomphé du mal et résisté au médicament ; ou enfin que ces mêmes moyens ont été heureusement favorisés par le hasard : c'est ainsi que certains *prétendus anti-laiteux*, composés de substances spécialement purgatives ou sudorifiques, etc., ont aidé à une crise qui naturellement tendait à se faire par les selles ou les sueurs, etc. Mais que de maux n'ont-ils pas produits, que de victimes n'ont-ils pas sacrifiées ! Leur réputation éphémère soutenue par l'ignorance et le préjugé, l'oubli et le mépris où ils sont tous successivement tombés quand ils ont été dévoilés, ne doivent-ils pas suffire pour en montrer la fausseté et les inconvéniens?

En considérant les *prétendus anti-laiteux* qui ont eu quelque vogue, ou ceux qui captivent encore la crédulité de quelques praticiens, nous observerons que la plupart tendent à favoriser ou à déterminer quelques évacuations, évacuations qu'il est quelquefois essentiel de provoquer, afin de détourner, si je puis ainsi m'exprimer, les matériaux destinés à une sécrétion dont on cherche à tarir la source. Alors on remplace une sécrétion par une autre, ou plutôt par une évacuation quelconque, et les matériaux destinés à la première sont employés pour la seconde.

Ces *médicamens* n'ont absolument aucune action contre le lait, et en général leur usage ne peut qu'être funeste, soit parce qu'on les emploie aveuglément ou qu'ils remplacent des moyens plus rationnels, soit parce qu'ils peuvent contrarier la marche de la nature, ou qu'ils ne peuvent être modifiés suivant les cas et les circonstances. Parmi ceux que l'on a spécialement vantés, on peut citer les suivans : *l'anti-laiteux* de *Veltz*, formé par des purgatifs très-forts: l'antimoine, le soufre, les semences de souci en forment partie. Le tartrite acidule

5

de potasse (*crême de tartre*), le sulfate de potasse (*sel de duobus*), le sulfate de soude (*sel de Glauber*), etc. Plusieurs autres substances purgatives ont été souvent employées comme *anti - laiteux* dans des cas où tout semblait repousser l'administration de pareils moyens qui, ne pouvant qu'augmenter l'irritation de l'abdomen, produisent ces *péritonites* dont les femmes en couche sont si fréquemment les victimes. On voit dans d'autres cas des *diurétiques*, des *sudorifiques*, des *émétiques*, etc., etc., former la base d'une foule de prétendus spécifiques contre le lait. La menthe, le cerfeuil, le souci, le remède de *Dantik*, l'élixir de *Courcel*, etc., etc., viennent encore augmenter le nombre des prétendus anti-laiteux, remèdes illusoires créés par l'empirisme, soutenus par la crédulité, et réprouvés par la saine expérience.

De ce que j'ai avancé dans ce mémoire, on peut tirer les conséquences suivantes :

Le lait est formé par l'action des glandes mammaires ; les matériaux de ce liquide ne peuvent être séparés du sang par aucun autre organe.

Le lait sécrété dans les mamelles ne peut être transporté dans une autre partie du corps : aucun organe ne peut se prêter à cet usage.

La métastase laiteuse étant absolument impossible, les maladies produites par le lait pro-
prement dit ne peuvent donc avoir lieu que
dans les seins.

Toutes les maladies des femmes en couche
étant de la même nature que celles qui attaquent les autres individus, avec les modifications générales et particulières indiquées, leur
traitement ne diffère que par ces modifications.

L'action des médicamens comme *anti-laiteux* n'est donc qu'un être de raison, et tous
les moyens de la matière médicale, raisonnable-
ment administrés, peuvent convenir pour obtenir la guérison des diverses affections des
femmes en couche.

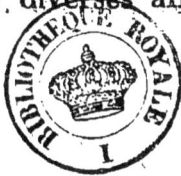

F I N.